AF357387

LETTRE A M. LE VÉTÉRINAIRE
DU DÉPOT D'ÉTALONS D'HENNEBONT

Il serait devenu abusif de notre part de solliciter, dans son cahier d'octobre, l'hospitalité du *Bulletin de la Société d'Agriculture* ; la place que nous y occuperions priverait le lecteur de choses autrement utiles que la lettre que notre honorable Confrère du Dépôt d'étalons, nous a mis dans la nécessité de lui adresser.

Cette considération nous a déterminé à faire un tirage spécial, que nous prenons la liberté d'adresser aux abonnés du *Bulletin*.

La question, au fond, se réduit à si peu de chose que, malgré soi, on recherche la nécessité d'avoir noirci tant de papier. Toujours la montagne qui accouche d'une souris !

Comme il connaissait bien les hommes, ce bon Lafontaine !

Nous reproduisons, d'abord, l'article que Monsieur le Président de la rédaction du *Bulletin* avait bien voulu insérer dans le cahier d'août ;

Puis, la lettre de M. Maisonneuve ;

Notre réponse enfin à cette lettre, suivie d'une attestation où sont consignés certains faits qu'il était devenu nécessaire pour nous de bien établir.

Note sur une maladie qui a sévi sur l'espèce chevaline en juin et juillet 1876.

Une maladie, à laquelle l'opinion publique a attribué une gravité exagérée, vient de sévir sur un certain nombre de chevaux à Lorient (ville), pendant les mois de juin et juillet.

Aujourd'hui, les choses revenues à l'état normal, et toute appréhension ayant momentanément cessé, il n'est pas inutile de rechercher les causes de cette affection, d'en déterminer la nature, de l'étudier, en un mot, à un point de vue pratique.

Notre savant collègue de Landerneau, M. Tanguy, publiait récemment dans le journal l'*Océan* (21 juillet 1876) une notice sur une maladie qui s'est généralisée dans les Côtes-du-Nord et contrées voisines, et qui, par quelques points, paraît offrir certaine analogie avec celle que nous avons dû combattre.

L'épizootie décrite par M. Tanguy serait l'*influenza*, nom sous lequel on a souvent confondu des maladies fort diverses, et particulièrement toutes les maladies *régnantes* du cheval, mais que Falke, Gleisberg et autres pathologistes réservent à une maladie épizootique du cheval, en tout semblable à la grippe de l'homme, elle-même désignée par quelques médecins sous le nom d'influenza.

A Lorient, la maladie ne s'est pas présentée sous l'aspect épizootique ; les cas qui se sont produits étaient sporadiques et souvent d'une gravité que ne possède jamais l'influenza, car il est presque sans exemple qu'elle fasse périr les malades : dans l'épizootie de Cleveland, en 1760, on ne vit mourir qu'un cheval sur 400 malades ; en 1805, Nauman ne vit sur le même chiffre de malades périr aucun sujet.

Cependant, il arrive quelquefois que l'influenza revêt le caractère apoplectique, sur des sujets pléthoriques, par exemple ; ou bien, et ici pourrait exister l'analogie avec la maladie dont nous avons à parler, elle se complique d'une phlegmasie pulmonaire et devient alors grave, surtout chez les sujets affaiblis.

Néanmoins, nous inclinons à refuser le cachet épizootique à la maladie qui a sévi à Lorient, où, somme toute, le chiffre des malades a été restreint.

D'autre part, le terme « influenza » est si peu défini, que nous lui préférons les appellations classiques de la nosologie ; d'ailleurs, pneumonie, pleuro-pneumonie ou simple angine, quelle que soit celle de ces formes qu'ait revêtue l'inflammation des organes respiratoires, *jamais n'a existé le moindre danger de contagion.*

Rappelons encore, pour mieux étayer notre opinion, que l'épizootie d'influenza a une durée de deux, trois mois, d'une année quelquefois ;

Qu'elle s'étend sur de vastes étendues de pays, en suivant, pour l'Europe, une direction constante de l'est à l'ouest ;

Qu'elle frappe indistinctement un grand nombre de sujets placés dans les conditions les plus disparates d'âge, de race, de tempérament, etc. ;

Qu'enfin, elle a presque toujours coïncidé avec une épidémie de grippe : telles, l'épizootie de 1803, en Angleterre, décrite par Gluge ; celle de 1840, observée par Falke, au haras de Rudolstadt et qui s'étendit sur une grande partie de la France ; celle relatée par Hertwig, en 1851, à Berlin ; celle enfin, de 1858, décrite par Verheyen, et observée en Belgique, dans le nord de l'Allemagne, ainsi qu'en France.

Or, à Lorient, il n'y a pas eu coïncidence d'épidémie de grippe avec la maladie équine.

Nous n'avons été appelé en consultation qu'auprès de vingt-sept malades ; les sujets atteints, ceux surtout qui ont péri, se trouvaient dans les conditions spéciales sur lesquelles nous reviendrons dans un instant, et qui expliquent suffisamment l'invasion du mal, la marche qu'il a suivie, sans recourir au *quid ignotum*, au *génie épizootique*.

Enfin, l'invasion de la maladie a eu lieu vers le 15 juin et, un mois plus tard, tout était fini.

Nous nous sommes trouvé, en un mot, vis-à-vis d'une maladie parfaitement définie, à symptômes accusés et qui eût fait moins de victimes si, chez quelques propriétaires, on s'en fût tenu rigoureusement aux prescriptions que nous avons cru devoir donner.

Nous passerons rapidement sur l'exposé des symptômes et du traitement, pour nous arrêter davantage aux considérations relatives à la nature de la maladie, à ses causes et à sa prophylaxie.

Les prodrômes sont, en général, peu caractéristiques et ne préviennent pas de l'imminence d'une maladie grave ; l'animal est légèrement abattu, mais conserve son appétit ; la toux est facilement provoquée par la pression du larynx ; bientôt, elle deviendra fréquente, grasse et s'accompagnera d'un jetage abondant de mucosités ; le flanc est à peine modifié et le rein cède à une légère pression ; l'artère est pleine, tendue ; le pouls accéléré.

Jusque là, on le voit, l'habitude extérieure de l'animal n'offre rien de bien inquiétant : c'est l'angine simple.

Mais bientôt, la scène change et, en quelques heures, se produit un ensemble de symptômes graves. L'abattement devient considérable, l'anorexie complète ; l'animal porte la tête baissée, se tient à bout de longe ; le décubitus est rare, d'ailleurs douloureux.

La toux est fréquente, profonde et diminue quand approche le terme fatal : elle s'accompagne d'un jetage quelquefois mêlé de stries sanguinolentes. La conjonctive infiltrée, comme décolorée, dénote l'état anémique de l'organisme. La respiration est accélérée, courte et ne tarde pas à devenir abdominale ; les naseaux sont dilatés ; le rein est raide ; le pouls petit, accéléré, l'artère pleine.

A la percussion des parois thoraciques, le malade manifeste une vive douleur et, dès que l'épanchement pleurétique a commencé, on constate la matité de la poitrine. L'auscultation dénote les graves désordres dont le poumon devient le siége : absence du murmure respiratoire et, dans certaines parties, bruit supplémentaire ; quelquefois bruits de frottement, de glou-glou. La température des oreilles et des extrémités s'abaisse progressivement et, vers le quatrième ou le cinquième jour, la mort vient clore cette série de symptômes dont la plus énergique médication n'a pu enrayer la marche progressive et fatale.

Dans le cas de simple angine, le traitement s'est borné à tenir les animaux au repos, à les bien couvrir et à entourer la gorge d'une peau de mouton ; suppression du foin, régime blanc, avec sulfate de soude dans les barbotages ; boissons fréquentes, tièdes ou coupées avec une poignée de farine d'orge. Enfin, électuaires béchiques, additionnés de quinquina ou de gentiane.

Dans les cas de pneumonie et de pleuro-pneumonie, les dérivatifs les plus énergiques ont été employés, la plupart du temps, sans succès : sétons animés au poitrail et sur les côtés de la poitrine ; sinapismes, vésicatoires, etc... La saignée a dû être prescrite, en raison de la grande faiblesse des sujets. — Emétique à la dose de huit à dix grammes ; diurétiques, lavements, etc.... Enfin, et pour combattre l'anémie, nous dissolvions, dans les boissons, du tartrate de fer.

Nous dirons, tout à l'heure, dans quelles conditions fortuites deux ou trois malades ont été guéris.

Sur les vingt-sept chevaux que nous avons traités, neuf étaient atteints de pleuro-pneumonie, cinq de pneumonie et treize d'inflammation peu grave des premières voies respiratoires, avec état fébrile d'intensité variable.

La terminaison a été fatale pour les neuf cas de pleuro-pneumonie et pour un de pneumonie : dans ce dernier, il y a eu complication d'infection purulente ; deux ont été suivis de guérison ; les deux autres étaient tellement graves, que nous considérions les sujets comme perdus ; le hasard devait les sauver : leurs propriétaires, dans le but de débarrasser leur écurie et afin d'éviter les ennuis d'un transport au lieu d'enfouissement, les conduisirent dans une prairie où ils furent abandonnés ; aussitôt les sétons donnèrent un pus louable, les vésicatoires une suppuration abondante et le mieux s'accentua jusqu'à complète guérison. Ce résultat inespéré est dû uniquement à l'action du grand air, qui a rétabli l'hématose, complète et réparatrice.

Pour nous, donc, pas le moindre doute sur la nature du mal. Cependant, le 21 juin, après la visite d'un vétérinaire des environs, venu la veille à Lorient, l'opinion se répandit parmi quelques propriétaires, que nous étions dans l'erreur et que, chez les sujets que nous disions atteints de maladie de poitrine, la gorge *seule* était malade : en conséquence de cette visite, à laquelle nous eussions été heureux d'assister, toutes les gorges d'une écurie se sont, comme par enchantement, recouvertes de vésicatoires ! On parlait aussi, chose plus sérieuse, de l'invasion possible du farcin, dans l'engorgement d'un sinapisme et, en conséquence, les pointes de feu n'avaient pas été ménagées... Comme nous étions parfaitement fixés sur ce dernier point et que, d'ailleurs, on n'avait pas cru devoir exiger l'isolement de ce cheval, nous ne prêtâmes qu'une oreille distraite à ce racontar.

Toutefois, la situation ne laissait pas que de nous contrarier. Comment, en effet, faire comprendre à des personnes prévenues et étrangères à la médecine, que telle maladie existe et non telle autre ? alors que, pour comble, le maréchal ferrant, chargé des pansements, ne se lassait de répéter que, selon lui, la gorge seule était malade ... qu'on n'avait jamais vu cette maladie... que *personne* n'y connaissait rien, etc... Un seul parti s'offrait à nous : saisir la plus prochaine occasion de prouver, à l'ouverture d'un cadavre, la vérité du diagnostic porté et recourir à l'avis d'un confrère.

Le 25 juin, nous procédâmes, devant quatre personnes, dont deux propriétaires d'animaux malades, à l'autopsie d'un sujet qui venait de succomber à une pleuro-pneumonie.

Les lésions étaient effectivement celles de la pleuro-pneumonie.

Rien dans le pharynx ni le larynx ; une injection de la muqueuse de la trachée, d'autant plus marquée qu'elle se rapprochait des bronches.

Enfin, le 29 juin, M. Binet, vétérinaire à Quimperlé, voulut bien venir à Lorient et procéder avec nous et quelques intéressés, à la visite des chevaux en traitement. Nous eûmes la satisfaction de nous trouver complétement d'accord avec notre honoré confrère, sur la nature de l'affection et le traitement adopté.

Concluons donc : Sur vingt-sept malades, les dix qui ont succombé étaient atteints de pneumonie ou de pleuro-pneumonie et l'affection s'aggravait du cachet adynamique ; 4 cas de pneumonie ont eu une terminaison heureuse ; enfin, les cas d'angines ont cédé à des soins, plutôt du ressort de l'hygiène que de la thérapeutique.

Si nous passons maintenant à la recherche des causes auxquelles il y a lieu d'imputer la maladie, nous les verrons de deux ordres : les unes accidentelles, les secondes, pour ainsi dire, permanentes.

Par causes accidentelles, nous entendons parler du refroidissement subit de la peau, de l'ingestion inopportune d'une grande quantité d'eau froide ; en un mot, d'une répercussion quelconque sur les organes thoraciques.

Rarement, dans la pratique, l'on arrive à connaître d'une façon exacte, par les propriétaires ou les gens d'écurie, les diverses conditions dans lesquelles a pu se trouver le malade, la veille ou l'avant-veille ; mais, chaque fois que les renseignements ont été possibles, nous avons pu reporter à l'une de ces causes l'explosion du mal.

Une fois l'inflammation établie, elle s'est aggravée par le fait de deux circonstances : la constitution saisonnière, absolument anormale pendant le mois de juin et l'état profondément anémié de la plupart des sujets.

Recherchons les causes de cette anémie et rangeons-les de suite sous deux chefs : régime du vert ; mauvaises conditions des écuries.

Le vert est un régime qui doit être considéré comme exceptionnel et dont la prescription demande de la mesure et du discernement. S'il est bon pour certains chevaux et dans certains cas, il ne laisse pas que d'être parfois désastreux dans ses effets.

Ce régime ne doit pas être imposé brusquement, surtout si les plantes sont jeunes, aqueuses et mangées avec avidité. Au début, comme à la cessation du vert, il est utile de ménager une transition avec le régime habituel. En outre, le cheval mis au vert devrait être considéré comme malade, et s'il ne cessait momentanément tout service, serait-il sage au moins de n'exiger qu'une partie du travail auquel il est ordinairement affecté ; dans ce dernier cas, surtout si le cheval suffit à un service au trot, conserver et même forcer la ration d'avoine.

En outre, il est urgent de veiller aux changements qu'il est susceptible de provoquer dans l'économie ; il faut l'interrompre, le cesser même tout à fait, si la diarrhée ou des indigestions se déclaraient, ou si, par exemple, on constatait de la maigreur ou la formation d'œdèmes.

Faute de méconnaître ces précautions et bien d'autres dont nous n'avons pas à parler ici, on s'expose à de sérieux inconvénients.

L'ingestion de plantes vertes introduit dans l'économie une quantité relativement considérable d'eau de végétation ; le sang devient aqueux, perd de sa plasticité et, comme conséquence, il s'établit une détente générale de l'organisme, désormais impuissant à réagir contre une maladie grave.

Nous sommes convaincu que, dans les circonstances qui viennent de se produire, la plupart des malades reconnaissaient, pour cause de leur affaiblissement, le régime intempestif du vert.

Examinons maintenant la question plus importante des écuries.

L'homme civilisé ne peut se passer d'une habitation salubre, commode et confortable ; il en est de même pour les animaux condamnés à vivre sous son joug ; tous s'accommodent de la vie de liberté pour laquelle, somme toute, la nature les avait créés ; mais bien autres sont les exigences de l'état de domesticité. Un auteur anglais a pu dire avec vérité que la plupart des maladies des chevaux viennent d'une mauvaise écurie et d'une mauvaise ferrure (*bad stabling and bad shoeing*).

S'agit-il, en effet, de la construction d'une écurie, la question d'hygiène est trop souvent reléguée au dernier plan ; on tiendra grand compte de l'élégance, de la commodité du service, du bon marché, sacrifiant ainsi la question essentielle à des choses secondaires.

L'homme lui-même, il est vrai, n'est parfois guère mieux partagé. Si les constructions urbaines, sous l'action des commissions d'hygiène, sont généralement devenues salubres, il est loin d'en être de même dans les campagnes.

En Bretagne, par exemple, quel bizarre mais attristant spectacle que celui de l'habitation de la plupart des habitants des campagnes ! Souvent une seule pièce, exiguë, sans air, mal close, à sol nu et raboteux, compose le logement d'une famille entière : père, mère et progéniture, quel qu'en soit le chiffre, y sont entassés ; on y fait la cuisine, on y mange, on y vaque, en un mot, à toutes les nécessités de la vie ;... il n'est même pas rare d'y voir entrer le porc, les poules qui, sans façon, y déposent leurs ordures.

Si de l'habitation de l'être réputé raisonnable, nous passons à celle que sa prévoyante sollicitude affecte aux animaux, que voyons-nous ?

L'entassement de chevaux, ruminants, porcs, volailles, dans un milieu étroit, privé d'air et de lumière ; le sol, recouvert d'un fumier consommé

et qui se perd, est converti en une sorte de fange d'où s'exhalent inces-
samment des émanations ammoniacales et fétides ; l'atmosphère est
lourde, chaude et l'on n'y respire qu'avec peine. La cupidité n'est pas
l'unique cause d'un état aussi déplorable : trop ordinairement, l'ignorance et d'absurdes préjugés contribuent à le perpétuer.

Cependant, l'hygiène n'a pas à s'occuper des habitations dans le seul
intérêt de ceux qui y logent leurs animaux ; elle n'a pas seulement à
protéger le cultivateur contre son inexpérience et à l'éclairer sur ses
vrais intérêts :

Son rôle est d'un ordre plus élevé : la santé publique peut être mise
en danger et si, en hygiène vétérinaire, la police ne reconnaît pas encore, comme pour l'homme, *les logements insalubres*, la police sani-
taire est quelquefois obligée de procéder à la désinfection d'écuries,
d'étables, devenues le foyer d'une infection miasmatique, virulente ou
parasitaire.

C'est dans cette pensée que, tout récemment, la préfecture de police
vient de nommer dans chacun des vingt arrondissements de Paris, un
vétérinaire, dont la mission est de veiller à la salubrité des écuries et au
bon entretien de leurs dépendances.

Les écuries de Lorient, il faut le dire, sont, à peu d'exceptions, ana-
logues à celles dont nous venons d'esquisser la physionomie : petites,
sans jour ni renouvellement possible de l'air ; resserrées la plupart du
temps entre des bâtiments élevés, on n'apporte même pas à leur entretien, les soins de propreté indiqués par l'hygiène la plus élémentaire ;
l'air est chaud, raréfié, saturé d'émanations putrides.

Le séjour dans de tels milieux s'oppose à l'hématose et, dans l'espèce,
a dû largement contribuer à l'affaiblissement des animaux.

Une circonstance qui semble venir à l'appui de cette opinion c'est
que, dans les écuries de la ville, bien ou passablement installées, il n'y
a eu que 3 ou 4 cas de maladie dont la guérison a été facilement ob-
tenue.

Au régiment d'artillerie de la marine, quoiqu'on en ait dit, il n'y a
même pas eu un seul malade ; les chevaux du régiment sont l'objet de
soins constants ; aussitôt que l'un d'eux manifeste quelques signes de
fatigue, à fortiori de maladie, son service cesse.

Les écuries, sans être parfaites, sont aérées et proprement tenues ; il
n'a été donné de vert qu'à quelques chevaux, chez lesquels l'utilité de
ce régime était bien démontrée. En un mot, malgré un travail plus
considérable que celui des chevaux du département de la guerre ; malgré le chiffre relativement peu élevé de la ration ; malgré des conditions
pour ainsi dire extrêmes, d'âges et de tempéraments, aucune mesure
exceptionnelle n'a été nécessaire pour préserver ces chevaux d'une maladie que l'on se plaisait à dire contagieuse.

Nous désirons n'être pas prophète de malheur ; cependant, s'il fallait
dire notre pensée intime, nos appréhensions, c'est que, dès à présent, il

est urgent de prendre telles mesures, susceptibles de conjurer l'explosion nouvelle d'une maladie, qui, cette fois, pourrait prendre d'autres proportions.

Les chaleurs ont, cette année, un degré et une suite peu ordinaires pour la contrée ; les courants d'est, nord-est, sont à peu près constants : leur influence est mauvaise ici, car ils nous arrivent chargés d'émanations paludéennes. Sur vingt chevaux pris indistinctement, quinze sont anémiés. Survienne une maladie à cachet épizootique, elle est appelée à exercer d'autant plus de ravages, que l'empirisme, cette lèpre des campagnes bretonnes, se posera comme une complication nouvelle.

Que faire donc ? Des choses si faciles, si élémentaires, que peut-être ne seront-elles pas prises au sérieux :

Se conformer de tous points aux données d'une bonne hygiène ; nourriture saine et proportionnée au travail ; éviter de faire boire les animaux immédiatement après l'exercice ; ne pas leur donner de l'eau trop crue ; une bonne pratique serait de rendre l'eau légèrement tonique par le séjour de vieille ferraille.

Propreté, désinfection, et, s'il était possible, amélioration des écuries.

Ne pas perdre de vue, qu'à l'égal de l'aliment, l'air est indispensable à la régularité des fonctions. Pansages réguliers et sérieux, car la respiration est aussi active par la peau que par le poumon ; les sécrétions cutanées sont également indispensables à l'épuration du sang.

Ne pas abuser des bains ; être sobre des lavages à grande eau, qui, pour être salutaires, exigent des précautions rarement mises en pratique.

Éviter toutes causes de répercussions sur les organes thoraciques et abdominaux.

Redoubler enfin d'attention, de surveillance et, aussitôt que se manifestent des indices de fatigue, de maladie, cesser tout service et soigner les animaux.

Paul PRINCE,
médecin-vétérinaire.

Lorient, le 30 juillet 1876.

Lettre de Monsieur Maisonneuve

Monsieur le Président du comité de rédaction :

En ouvrant le *Bulletin de la Société d'Agriculture de l'arrondissement de Lorient*, n° d'août, notre attention a été attirée par ces mots ; « Note sur une maladie qui a sévi sur les animaux de l'espèce chevaline en juin et juillet, et signée Paul PRINCE. »

Curieux de connaître l'appréciation de notre confrère sur ce genre d'affection, pour laquelle l'administration préfectorale nous a chargé de faire une enquête, nous en avons pris immédiatement connaissance ; mais notre étonnement fut grand en lisant ces lignes :

« Pour nous, donc, pas le moindre doute sur la nature du mal. Ce-
« pendant, le 24 juin, après la visite d'un vétérinaire des environs,
« venu la veille à Lorient, l'opinion se répandit parmi quelques proprié-
« taires que nous étions dans l'erreur et que, chez les sujets que nous
« disions atteints de maladie de poitrine, la gorge seule était malade ;
« en conséquence de cette visite, à laquelle nous eussions été heureux
« d'assister, toutes les gorges d'une écurie se sont, comme par enchan-
« tement, recouvertes de vésicatoires !

« On parlait aussi, chose plus sérieuse, de l'invasion du farcin, dans
« l'engorgement d'un sinapisme et, en conséquence, les pointes de feu
« n'avaient pas été ménagées...

« Comme nous étions parfaitement fixé sur ce dernier point, et que,
« d'ailleurs, on n'avait pas cru devoir exiger l'isolement de ce cheval,
« nous ne prêtâmes qu'une oreille distraite à ce racontar. »

Ce confrère des environs est par trop significatif, d'autant plus que
le seul avec lequel il pouvait y avoir confusion, est précisément cité un
peu plus loin ; c'est pourquoi nous n'avons pas cru devoir laisser passer,
sans réponse, les imputations contenues dans ce paragraphe, et nous
déclarons que, excepté notre visite du 23, tout ce qui y est relaté est
complétement erroné.

Nous allons le prouver. D'abord, un mot sur la manière dont nous
avons été amené à faire cette visite :

Le 22 juin, un loueur de voitures de Lorient vint nous prier de vouloir bien nous transporter dans son écurie afin d'examiner l'état de ses
chevaux. Deux, nous dit-il, sont déjà morts et quatre autres sont gra-
vement malades. Nous refusâmes obstinément de nous rendre à cette
invitation, donnant pour raison que, du moment que notre confrère de
l'artillerie de marine avait été appelé, il était plus que probable que nous
ne différerions pas de sa manière de voir et que, du reste, étant en ex-
cellents termes avec lui, il nous était désagréable d'apporter le moindre
prétexte pouvant atténuer nos bonnes relations ; que, toutefois, si nous
venions à nous déplacer, ce ne serait que pour une consultation com-
mune et du consentement de notre confrère.

Mais le lendemain, une seconde démarche plus pressante et dans laquelle il nous a été affirmé que notre confrère avait suspendu la conti-
nuation de ses soins aux chevaux de cette écurie, nous a, enfin, décidé
à partir le soir même pour Lorient.

Arrivé chez ce loueur, on nous a montré quatre chevaux présentant,
sous la poitrine et l'abdomen, d'énormes engorgements produits par des
sinapismes et par-dessus lesquels on avait encore appliqué de larges vésicatoires. Il y en avait également sur toutes les gorges.

Persuadé que c'était par l'ordre du vétérinaire que l'on avait déployé
un aussi grand luxe de révulsifs, nous ne fîmes d'autre réflexion que
celle-ci : Le vésicatoire, avons-nous dit, est assurément un excellent

moyen ; mais, ayant le grave inconvénient de déterminer souvent des plaies fort longues à guérir, il est prudent de ne pas trop en abuser.

Quant au farcin, ce mot n'a jamais été prononcé devant nous. Nous avons, il est vrai, fait appliquer quelques pointes de feu dans les engorgements, mais seulement dans le but d'établir des ouvertures un peu plus stables que celles produites par des scarifications, afin de faciliter l'écoulement de la grande quantité de sérosité épanchée.

Et voilà comment, le lendemain de notre visite, toutes les gorges d'une écurie se sont, comme par enchantement, recouvertes de vésicatoires.

Notre confrère dit aussi qu'il aurait désiré assister à cette visite.... Pas tant que nous, assurément !...

Autre fait :

Deux jours après, dimanche 25 juin, un autre loueur de voitures nous fit aussi mander.

Il venait de perdre un cheval, le second était à la veille de succomber à une pleuro-pneumonie ; dans une écurie, il nous en montra un troisième qu'il croyait pris de la gorge ; nous lui fîmes observer que le mal n'était pas là, mais bien à la poitrine et qu'il était grand temps de recourir aux dérivatifs énergiques. Nous fîmes aussi ouvrir une fenêtre du fond de l'écurie et nous conseillâmes d'enlever le fumier relégué dans un coin, alléguant que l'air pur était indispensable pour seconder le traitement des maladies de poitrine.

Le lendemain, le hasard nous fit rencontrer le même loueur ; il nous annonça que l'animal, dont il vient d'être question, avait été conduit dans la campagne.

Nous approuvâmes fort cette mesure. Et, encore une fois, voilà comment nous n'avons vu partout que des maux de gorges.

Il nous serait facile de citer d'autres faits, mais nous croyons ceux-ci suffisants pour démontrer que, si notre confrère a voulu, devant les lecteurs du *Bulletin*, ridiculiser les quelques consultations que nous avons été appelé à donner à Lorient, il a complétement manqué son but, et nous aimons à croire que, parmi ces lecteurs, ceux que nous avons l'honneur d'avoir pour clients auront, certainement, déjà fait bonne justice de ces insinuations.... peu charitables.

A la place de M. Prince, dès les premiers signes de panique, manifestés par les propriétaires de chevaux malades, nous nous serions empressé de nous mettre à l'abri des critiques en faisant appel à un autre confrère. Il était trop tard lorsque M. Binet, de Quimperlé, est arrivé. C'est précisément cette panique qui a fait que les détenteurs de chevaux malades se sont adressés un peu à tout le monde et notamment aux maréchaux, nos ennemis nés, qui ne manquent jamais l'occasion de s'attribuer toutes les réussites et de rejeter sur nous tous les insuccès.

Puisque, bien qu'à contre cœur et pour un fait personnel, nous avons été amené à parler de cette note, poursuivons-en donc l'examen jusqu'à la fin.

Ici, nous avouons être beaucoup plus à l'aise, car, à part quelques divergences d'opinion que nous allons signaler, nous aimons à constater que ce travail, fort bien fait du reste, mérite toute l'attention des agriculteurs.

Comme notre confrère, nous ne croyons pas que le nom d'influenza puisse être appliqué à ces maladies. L'influenza a pour origine, une altération plus ou moins profonde du sang, bientôt suivie de phénomènes extrêmement variables suivant le lieu où s'effectue la localisation.

De là, toute une nomenclature de noms plus scientifiques les uns que les autres, donnés par les auteurs vétérinaires qui ont été à même d'étudier ces genres d'affections.

Pour nous, les maladies qui ont sévi, dernièrement, sur les animaux de l'espèce chevaline ne sont autres que des inflammations des voies respiratoires en général ; car, si, à Lorient, les pneumonies proprement dites et les pleuro-pneumonies ont dominé, en revanche nous avons pu constater, dans quelques communes avoisinant Hennebont, de nombreux cas d'angines et de bronchites simples.

Nous sommes, également, parfaitement d'accord avec l'auteur de la note quant à la contagion, à laquelle nous n'avons pas cru un seul instant ; mais, contrairement à son opinion, nous avons admis le caractère épizootique, nous basant sur ce fait : que ces affections, bien qu'en tout semblables aux angines, bronchites et pneumonies sporadiques et saisonnières, se sont cependant fait remarquer par leur multiplicité tout à fait anormale. Malheureusement, Lorient n'a pas été la seule ville à éprouver des pertes de chevaux.

La plupart des palefreniers du dépôt d'étalons d'Hennebont, à leur retour de monte, ont déclaré que, dans le rayon de leurs stations, les éleveurs se plaignaient beaucoup *qu'une maladie, ressemblant un peu à une fausse gourme, était tombée sur leurs chevaux ;* dans certains autres tels que Carhaix, Pontivy, Ploërmel et Vannes, il y a eu beaucoup de mortalités, tandis que, dans d'autres, les animaux, bien que malades, guérissaient facilement après quelques jours de jetage.

Il y a tout lieu de croire que ceux qui succombaient étaient atteints de pneumonies et de pleuro-pneumonies comme à Lorient, tandis que les autres n'avaient que des angines et des bronchites d'un caractère tout à fait bénin.

C'est cette variété de formes à laquelle il faut attribuer toutes les confusions, qui a fait dire aux personnes étrangères à la médecine des animaux domestiques que les vétérinaires n'y comprenaient rien et n'étaient pas d'accord ; car, ça n'est pas seulement à notre confrère que ces choses ont été dites, nous les avons entendues plusieurs fois nous-même. Pour elles, du moment qu'un cheval toussait et jetait, peu leur importait l'origine de cette toux et de ce jetage : c'était la maladie. De là, aussi, leur étonnement de voir des animaux guérir naturellement et sans aucun soin, tandis que d'autres succombaient malgré la médication la plus énergique. Bien entendu, dans ce dernier cas, c'étaient les remèdes qui avaient tué le malade.

On n'en finirait pas s'il fallait raconter toutes les absurdités qui se sont débitées dans cette occasion.

Nous n'avons rien à dire des moyens de traitement recommandés ; à part quelques différences fort secondaires, ce sont ceux que nous avons nous-même préconisés ; seulement, au lieu d'émétique, nous accordions la préférence au kermès minéral, mais pas à celui préparé pour la médecine des animaux, attendu qu'il est toujours plus ou moins falsifié.

Pour nous, l'émétique est trop irritant, il convient mieux aux affections des voies respiratoires ayant une tendance à devenir chroniques.

Passons donc de suite aux causes. Notre confrère fait jouer un grand rôle à l'usage du vert. Pour lui, avec les mauvaises conditions d'écuries, c'est la cause primordiale.

Nous ne sommes pas de son avis tant qu'au vert. Tous les ans, ce fourrage s'administre aux animaux. Pourquoi, cette année, aurait-il acquis une propriété aussi désastreuse ? A-t-il été plus abondant et plus aqueux ? plus rare et desséché sur pied avant sa maturité ? Rien de tout cela !...

La récolte a été ordinaire ; seulement venue un peu plus tard à cause de la persistance des froids de mars et avril ; mais nous ne voyons pas là une raison suffisante pour lui attribuer le pouvoir d'avoir pu modifier à ce point l'économie animale.

Sans nous égarer dans le champ des conjectures et des hypothèses au sujet de l'étiologie de ces inflammations du système respiratoire, il faut pourtant admettre que quelque chose de plus que des chaleurs intempestives en juin et juillet, jointes aux mauvaises écuries, a dû concourir à la formation et doit prendre rang parmi les causes prédisposantes sous l'influence desquelles se sont trouvés les animaux de l'espèce équine pendant cette première période de l'été.

Sans admettre non plus le génie épizootique, qui n'est qu'un mot derrière lequel on se retranche quand on ne sait à quel agent mystérieux s'attaquer pour expliquer l'existence et la marche des épizooties, nous croyons préférable de confesser franchement notre ignorance en attendant que les pionniers de la science viennent nous éclairer sur ce point encore si obscur de l'étiologie des épizooties.

Quant aux causes déterminantes, elles se sont trouvées partout où il y a refroidissement, quelles que soient les formes sous lesquelles ils se sont présentés.

Je ne terminerai pas sans applaudir à la manière dont notre confrère s'est élevé contre les déplorables conditions hygiéniques où croupissent les habitants des campagnes ainsi que leurs animaux. Il est inconcevable, malgré les nombreux volumes d'agriculture et d'hygiène qui ont été publiés, malgré la grande quantité d'articles parus dans les journaux spéciaux ; malgré, enfin, les innombrables discours prononcés tant devant les cultivateurs, directement intéressés, que devant des propriétaires et agriculteurs réunis en comités, de voir l'état dans lequel se trouvent les fermes en général.

Si, au moins, les nouvelles bâtisses se faisaient plus convenablement !

Mais non, il faut les réédifier et les enfouir dans la boue et le purin, absolument comme les ruines que l'on veut remplacer !

Quand donc Messieurs les propriétaires ruraux comprendront-ils que construire de bonnes habitations, vastes, bien aérées et éloignées des bas-fonds qui, le plus souvent, se transforment en cloaques infects, c'est s'assurer la santé des fermiers et de leurs animaux et, partant, être certain du payement régulier de leurs baux ?

Veuillez agréer, Monsieur le Président de la rédaction, avec notre désir de voir paraître cette longue lettre dans votre prochain numéro du *Bulletin*, l'assurance de toute notre gratitude et de nos sentiments les meilleurs et les plus respectueux.

MAISONNEUVE, vétérinaire.

A Monsieur MAISONNEUVE, vétérinaire du Dépôt d'étalons d'Hennebont :

Lorient, le 10 Octobre 1876.

Monsieur et Cher Confrère,

Si votre étonnement fut grand à la lecture de certain passage de mon article, ma surprise est extrême quand vous déclarez que, « *excepté votre visite du 23, tout ce qui y est relaté est complétement erroné !* »

Démenti nullement parfumé à la maréchale, convenez-en ; mais bientôt atténué par la faiblesse de la démonstration que vous servez à vos lecteurs, après leur avoir donné le récit mouvementé, fort exact d'ailleurs, des circonstances qui ont eu raison de votre refus obstiné de venir à Lorient.

Car, enfin, que prouvez vous ?

Que j'étais dans l'erreur, quant à la nature du mal ? — Vous paraissez, au contraire, abonder dans mon sens.

Qu'au lendemain de votre visite, l'opinion ne s'est pas répandue, parmi quelques propriétaires, que j'étais dans l'erreur et que, chez les sujets que je disais atteints de maladie de poitrine, la gorge seule était malade ? — Vous n'établissez rien de semblable et, l'eussiez-vous tenté, que l'attestation jointe à ma lettre réduirait vos assertions à néant.

Démontrez-vous que je n'eusse pas été heureux d'assister à votre visite? — Non.

Que vous avez témoigné le simple désir d'être renseigné par moi, sur les faits antérieurs à votre consultation? Allons donc !

Prouvez-vous que, le 24 juin, je n'ai pas constaté l'application de vésicatoires sur toutes les gorges d'une écurie? Loin de là : vous avez remarqué *que l'on avait déployé un grand luxe de révulsifs ;... il y en avait sur toutes les gorges.* — Et, à ce propos, avouez, cher Confrère, que vous n'êtes guère curieux ; car il vous était si facile de demander par ordre de qui avait été prodiguée la drogue cantharidée ; — mais non, vous trouvez plus simple *d'être persuadé,* etc... et cette persuasion vous accompagne à Hennebont.

Etablissez-vous, enfin, que personne n'a parlé de la possibilité de l'invasion du farcin? pas davantage.

Et, cependant, la question était là, pas ailleurs. Vous citez un passage de 14 ou 15 lignes dont vous prenez acte pour déclarer que, *tout ce qui y est relaté est complétement erroné.... Nous allons le prouver,* poursuivez-vous avec quelque emphase et je cherche, je bats le fourré d'une phraséologie peu concise ; puis, comme pour mettre en défaut une parole de l'Evangile, je ne trouve rien !

A propos de farcin, mon cher Confrère, vous ne sauriez trouver mauvais que je vous rappelle qu'en certains cas, un mot, ajouté ou retranché, modifie singulièrement le sens, la portée d'une phrase. .

Ainsi, j'ai écrit : « *On parlait aussi, chose plus sérieuse, de l'invasion* possible *du farcin ;* et, vous me faites dire : *de l'invasion du farcin.*

Vous saisissez très-bien la nuance, n'est-ce pas? Et à moins que ce ne soit, de votre part, un lapsus calami, peut-être n'auriez vous pas tort de faire remarquer à votre imprimeur, que l'omission du mot *possible* donne à cette phrase l'aspect d'une affirmation, alors qu'elle ne devait être que dubitative.

Plus loin, vous dites que le mot farcin n'a jamais été prononcé devant vous. Ah çà ! vous n'étiez donc pas au cours de notre professeur commun, M. Lafosse, le jour où il traitait de cette maladie ? En tout cas, le mot farcin a été prononcé devant moi et a impressionné mon tympan d'une façon désagréable ; je n'ai jamais prétendu établir autre chose.

Vous me faites vraiment beaucoup de peine, cher Confrère, quand, d'une façon toute gratuite, vous insinuez que j'aurais eu la pensée *de ridiculiser les quelques consultations que vous avez été appelé à donner à Lorient.*

Vous, qui êtes un pêcheur émérite, où diable et dans quelles eaux avez-vous harponné si belle extravagance? Voyons, là, sérieusement, pourquoi vous poser en victime? Vous n'êtes cependant pas, que je sache, atteint de la manie des persécutions ?

Par exemple, je ne saisis pas fort bien la valeur du conseil suivant :
« *A la place de M. Prince, dès les premiers signes de panique manifestés par les propriétaires de chevaux malades, nous nous serions
empressé de nous mettre à l'abri des critiques en faisant appel à un
autre confrère, etc...* »

Mais, mon cher Confrère, cette *panique,* comme je l'ai écrit, — coïncidence bizarre d'ailleurs, — a suivi votre visite ! Vous n'étiez donc pas
le confrère aux lumières duquel j'eusse dû faire appel ?...

Et puis, je ne veux connaître qu'un seul moyen de me mettre à l'abri
des critiques : agir, en toute occasion, selon ma conscience et le faible
bagage scientifique conquis sur les mêmes bancs et aux mêmes sources
que vous ; que m'importeront, dès lors, l'envie et la médisance ? Ces
péchés capitaux se casseront les dents aux talons de mes bottes !

Qui vous a dit que, lorsque M. Binet de Quimperlé est arrivé, il était
trop tard ? Plusieurs propriétaires et votre très-humble serviteur consi-
dèrent qu'il est arrivé en temps utile.

Et puis, j'ignore ce qui a pu se passer, au bon pays d'Hennebont, au
cours de cette période néfaste ; mais, à Lorient, il s'est produit à peu
près tout le contraire de ce que vous dites : avant la *panique,* quelques
détenteurs de chevaux malades, qui ne me connaissaient même pas,
s'adressaient un peu à tout le monde, notamment aux maréchaux ; —
pendant et après la *panique,* ils ont bien voulu m'honorer de leur confiance. Permettez-moi de saisir cette occasion pour les en remercier.

Mais vous-même, cher Confrère, qui, je le sais, avez essuyé aussi
quelques petits ennuis, avez-vous fait appel à un autre confrère ? Et,
cependant, si ce conseil devait s'appliquer à un vétérinaire, n'était-ce
pas à vous tout le premier, chargé par l'Administration Préfectorale, de
faire une enquête ?

Une enquête, diable ! c'est que ce n'est plus un rapport, ceci, et vous
n'avez pas eu à consigner dans cette pièce officielle, vos seules observa-
tions. Au demeurant, c'est affaire à vous.

Et puis, tenez, un détail que vous ignoriez peut-être en formulant
votre petit conseil : saviez-vous que j'avais proposé à quelques propriétaires aisés de se concerter pour prier M. Abadie, de Nantes, de prendre
le train de Lorient ? Si ce savant vétérinaire, dont les opinions font auto-
rité, était venu, qui sait : la *panique* se fût peut-être dissipée un peu
plus tôt ?

Votre pointe visant nos ennemis-nés, MM. les disciples du grand saint
Éloi, est charmante.

Une petite rectification encore et je n'abuserai plus longtemps de vos
instants. — « *Notre confrère, dites-vous, fait jouer un grand rôle à
l'usage du vert ; pour lui, avec les mauvaises conditions d'écuries,
c'est la cause primordiale.* »

Décidément, cher Confrère, votre vue est légèrement troublée. Relisez le passage où je traite des causes et vous pourrez vous convaincre que je ne considère pas le vert et les mauvaises conditions des écuries, comme des causes *primordiales*.

Pour le régime du vert, notamment, j'ai simplement émis l'opinion que son emploi *intempestif* s'était posé comme une cause *aggravante*, une fois que l'inflammation s'était emparée des organes respiratoires.

Vous êtes fort intelligent ; M. le président de la rédaction du *Bulletin* se plaît à reconnaître en vous, ce don de la nature : pourquoi, dès lors, quand on vous dit cause *aggravante, secondaire* par conséquent, comprenez-vous tout l'opposé : cause *primordiale ?*

Que vous ne partagiez pas ma manière de voir à l'endroit du vert, j'ai des raisons pour n'en être pas surpris. Mais, quand vous serez jaloux de me prouver que je suis dans l'erreur, ayez des arguments un peu plus irrésistibles que trois points d'interrogations et un point d'exclamation.

Je relève encore ce passage : « *Pour nous, l'émétique est trop irritant*, etc... »

Je ne doute pas, cher Confrère, que vous ne fassiez ici allusion à une expérience faite sur votre tube digestif ; je conçois, dès lors, que vous ayiez trouvé le tartre stibié irritant ! Mais moi, qui me suis borné à l'administrer à des chevaux malades, je n'avais pas oublié qu'à la dose que je prescrivais, l'émétique devait agir comme sédatif de la respiration, par conséquent, comme contre-stimulant ; en outre, il devait provoquer des évacuations diverses, entre autres, une diurèse abondante.

Ouvrez le Traité de matière médicale de M. F. Tabourin, vous constaterez ces propriétés et vous verrez encore que le savant professeur recommande l'emploi de l'émétique, au titre de contre-stimulant, contre toutes les affections des voies respiratoires : jetages non spécifiques, bronchite catarrhale, angine grave, pneumonies simple, franche ou spécifique.

Ici encore, des preuves bien établies me seraient nécessaires pour croire que l'émétique dans les circonstances où je l'ai employé, a pu être *trop irritant*.

Avant d'annoncer à M. le Président de la rédaction du *Bulletin* que, pour vous, l'émétique est trop irritant, vous ne voulez pas le priver de cette autre nouvelle, qui est une révélation : « *Seulement, au lieu d'émétique, nous accordions la préférence au Kermès minéral, mais pas à celui préparé pour la médecine des animaux, attendu qu'il est toujours plus ou moins falsifié.* »

Tenez, cher Confrère, j'ai sous la main l'Agenda du vétérinaire praticien, pour 1876 ; je l'ouvre et à la page 40, au mot Kermès minéral, je lis ceci : « ... Chez tous les animaux, une fois absorbé, il est contre-
» stimulant *comme l'émétique* et sudorifique, comme le sulfure d'anti-
» moine. Il est consacré par la pratique, contre les affections des
» bronches et du poumon, A LA PÉRIODE CHRONIQUE ; on s'en sert égale-
» ment à la période aigüe *à la place* de l'émétique ; MAIS PLUS RAREMENT. »

Cette note est de MM. Tabourin et Trasbot : le premier, professeur de matière médicale et de toxicologie à l'Ecole de Lyon ; le second, chef de la Clinique d'Alfort.

Vous avez d'ailleurs raison d'avancer que, souvent, cette substance, préparée en vue des usages vétérinaires, est falsifiée : chacun sait çà ; mais pourquoi ne pas ajouter que cette falsification ne communique aucun caractère dangereux au produit ; mais, simplement, atténue son activité ? Et puis, en veine de confidence, vous auriez pu ajouter que le kermès vétérinaire coûte cinq francs le kilo, alors que le kermès dont fait usage la médecine de l'homme, le kermès Clusel, par exemple, vaut quinze et seize francs le kilo. Or, malheureusement pour eux et nous, nos clients (*à Lorient du moins*) ont quelquefois le tort de n'être pas millionnaires.

J'ai déjà prélevé une trop lourde contribution sur votre patience et je vous en demande pardon. Je m'arrête donc, car je désirais vous faire sentir seulement combien vous avez peu réfléchi en écrivant votre lettre à **M.** le Président de la rédaction du *Bulletin*.

Dans le passage qui vous a tant irrité (*rien de commun avec l'émétique*) je ne suppose pas avoir dépassé les bornes des plus exactes convenances ; vous en avez cependant pris prétexte, pour échafauder démentis sur démentis, me donner des conseils et me prêter des sentiments qui n'ont jamais pris possession que de votre imagination.

Je ne pouvais ni ne devais rester sous le coup de votre lettre.

A l'avenir et dès à présent, d'aussi déplorables quiproquos ne sauraient se renouveler. Nous sommes deux ou trois vétérinaires dans le rayon de Lorient et avouez qu'il y aurait, pour le moins, maladresse de notre part à offrir le tableau, comique parfois, toujours attristant, d'une rivalité se traduisant au grand jour : nos querelles ne sauraient intéresser personne ; mais, à coup sûr, elles saperaient la juste considération qui vous est acquise et s'opposeraient à l'édification de celle dont j'espère m'entourer.

Dupuytren pouvait à sa guise, traiter Lisfranc de boucher des bords de la Seine ; Lisfranc, appliquer au grand chirurgien l'épithète d'assassin : simple preuve que les plus grands talents sont, comme la race entière, rivés à de singulières faiblesses ! Mais nous, pygmées, attendons, pour nous offrir en spectacle et faire échange de termes épicés, d'atteindre à la haute stature de pareils génies ; attendons d'être, l'un et l'autre, des princes de la science !

J'ai l'honneur, mon cher Confrère, de vous prier de vouloir bien agréer l'expression de mes sentiments dévoués et les plus distingués,

PAUL PRINCE,
vétérinaire à Lorient.

A la lettre qui précède, nous avons joint copie de l'attestation suivante. Cette pièce porte trois signatures seulement ; mais ce sont celles de personnes propriétaires d'un nombre respectable de chevaux et ces propriétaires étaient, mieux que d'autres, au courant des incidents qui se sont produits.

M. Maisonneuve connaît ces signatures.

L'original a été déposé par nous, chez Mᵉ Delmon, huissier à Lorient, rue de la Patrie, qui nous en a donné récépissé.

Si nous ne faisons pas imprimer ces trois signatures, c'est par un sentiment sur lequel guère n'est besoin, pensons-nous, de nous appesantir.

« Pour condescendre au désir que leur exprime M. Prince, vétérinaire à Lorient, les soussignés, propriétaires de chevaux, déclarent absolument vrais les faits qui suivent :

» 1º Depuis le début de la maladie qui a sévi sur quelques uns de nos animaux (15 juin 1876) jusqu'au 24 juin, M. Prince a toujours déclaré que le siége du mal était dans le poumon ou la plèvre ; que la gorge n'était nullement malade et que, de ce côté, il n'y avait pas à concevoir la moindre préoccupation. — Jusqu'au 24 juin, toute notre confiance était acquise à l'opinion de ce vétérinaire.

» 2º Le samedi matin, 24 juin, sous l'impression de l'opinion contraire, émise par M. le vétérinaire Maisonneuve, la veille 23, et affectés des pertes déjà subies par nous, nous étions dans une grande perplexité et disposés à croire à une erreur grave, dans le diagnostic porté par M. Prince : on disait, en effet, que nos animaux succombaient à des maux de gorge méconnus.

» 3º L'autopsie faite par M. Prince, le dimanche matin 25 juin, et dont il a relevé procès-verbal, nous a enfin rendu confiance. — Deux des signataires de la présente attestation étaient présents et ont pu constater les lésions morbides du poumon et des plèvres, annoncées avant l'ouverture du cadavre.

» 4º Dans la journée du 24 nous avons entendu parler, mais vaguement, de craintes de farcin, dans l'engorgement d'un sinapisme ; — M. Prince taxait ces craintes de très-exagérées.

» 5º Le 27 juin, l'un des signataires tenait confidentiellement à M. Prince le propos suivant : « *Il paraît que, maintenant, M. Mai-* » *sonneuve dit comme vous ; ce ne sont plus des maux de gorge ; mais* » *des maladies de poitrine !* »

» 6º C'est d'un commun accord que, pour mettre un terme à la situation équivoque faite à M. Prince vis-à-vis de nous, comme pour savoir qui était dans le vrai, de M. Maisonneuve ou de M. Prince, nous fîmes appel à l'obligeance de M. Binet, vétérinaire à Quimperlé. —

Cette visite a eu lieu le 29 juin, au moment où la maladie sévissait dans toute son intensité ; neuf chevaux en traitement ont été scrupuleusement examinés par M. Binet. — M. Prince assistait à cette consultation, bornant son rôle à fournir à son confrère les explications qui lui étaient nécessaires. — M. Binet a conclu dans le même sens que M. Prince, quant à la nature de la maladie et il s'est prononcé en faveur du traitement adopté.

» 7o A propos de traitement, nous devons affirmer que, pour aucun de nos animaux malades, M. Prince n'a jamais ordonné l'application de vésicatoires sur la gorge ; — quand des applications de vésicatoires ont eu lieu sur les côtés de la poitrine, c'est que, déjà, les sinapismes employés, quelquefois à deux reprises, étaient demeurés sans effets.

» Fait et signé de bonne foi, à Lorient, le vingt-trois septembre 1876, pour servir et valoir ce que de droit.

» Nous autorisons en outre M. Prince à faire de la présente déclaration, tel usage qu'il jugera convenable et, au besoin, à la communiquer aux personnes intéressées à en prendre connaissance. »

(Suivent les trois Signatures.)

Typ. V. AUGER, Imprimerie du *Courrier de Bretagne*, rue du Port 100, à Lorient.